Dieta Dukan

Recetas sencillas y deliciosas para preparar en casa para
adelgazar y estar siempre en forma

(La dieta dukan es rica en proteínas)

Patricio Quintana

TABLA DE CONTENIDOS

Capítulo 1: ¿Qué es la Dieta Alcalina?

A través de la eliminación del exceso de ácido, el cuerpo humano busca mantener un equilibrio de pH estrictamente controlado. La dieta tradicional estadounidense se basa, principalmente, en alimentos como el pan blanco, el almidón, los productos agrícolas y el alcohol. Nuestro organismo puede tolerar esos productos, por lo que cuando se ingieren en exceso cosas acidificantes pero no se consumen suficientes productos que ayuden a nuestro cuerpo a ser capáz de neutralizar el ácido, estamos desequilibrados. A veces, el cuerpo por si mismo no tiene la capacidad de eliminar suficiente ácido para lograr un equilibrio aceptable. Algunos investigadores creen que es esta disparidad la que contribuye a diferentes enfermedades y padecimientos.

La dieta alcalina da preferencia a aquellos alimentos que promueven la alcalinidad en sangre y orina. Estos incluyen bayas, verduras y algunos cereales integrales. Esta dieta combina el ácido de las proteínas con la alcalinización de los productos, y el organismo funciona mejor.

Vivir adecuadamente, brindando al cuerpo el amor que se merece implica aportarle los nutrientes que requiere. Nuestro cuerpo regula el pH usando los riñones y pulmones, por lo que manteniendo estos órganos sanos se ayuda a eliminar el exceso de ácido y sobrevivir en nuestros cuerpos. Los riñones, como cualquier otro músculo, sobreviven con una mezcla de minerales puros. El potasio, el magnesio y el cloro son tres minerales principales que coadyuvan en el funcionamiento óptimo de nuestros riñones, lamentablemente en la dieta moderna, el consumo de éstos minerales es escaso y distantes.

Por estas razones resulta imposible que el cuerpo absorba y proporcione muy pocos nutrientes. Se afectan los riñones y, por tanto, todo el cuerpo. Afortunadamente, es muy sencillo seguir una dieta que fomente la alcalinidad. Los alimentos que contienen altas cantidades de nutrientes y minerales que fortalecen el hígado, los pulmones y otros órganos incluyen plantas de hojas verdes, frutas frescas y fuentes de proteínas de origen vegetal. Al introducir estos alimentos en la dieta diaria, se ayuda a los riñones a hacer su trabajo para eliminar el exceso de ácido en su cuerpo.

Elegir una dieta correctamente balanceada ayudará a los riñones y pulmones a mantener el pH óptimo del margen alcalino en 7.4 para el cuerpo. Garantizará que el cuerpo tenga los nutrientes necesarios para poder llevar una vida equilibrada y vibrante incluyendo las plantas ricas en nutrientes, nuevas frutas y una proteína de origen vegetal.

¿Qué es Ph?

La escala de pH se utiliza para evaluar que tan ácido, normal o neutra es el agua según las mezclas usadas.
Un material que es estable no es ni ácido ni básico. El medidor de pH, con una escala de 0 a 14, prueba exactamente qué tan ácido o básico es un material. Mientras mas alto en la escala indica que un material es alcalino (en este caso "normal" y "alcalino" son lo mismo para nuestros propósitos) o neutral, mientras que un índice más bajo implica que el material es más ácido.
Esto es neutral con un pH de 7.
Un pH por debajo de 7 es ácido.
Es alcalino con un pH superior a 7.

Algunos elementos utilizados en la dieta alcalina pueden tener un pH ácido (como los limones), pero el impacto en el cuerpo es alcalinizante. En efecto, no se puede saber si consumir o no un determinado alimento simplemente mirando el punto de pH.

Capítulo 2: La Diferencia entre Desechos Ácidos y Alimentos Ácidos

Los productos ácidos y las dietas ácidas causan diferentes efectos sobre el organismo. La contaminación ácida es destructiva — absorbe los nutrientes y los tejidos se inflaman. Por otro lado, los alimentos de sabor amargo (ácidos) proporcionan al cuerpo el ácido que utiliza para digerir las proteínas.

Las muchas sociedades que siguen lo que los "expertos" llaman dietas abrumadoramente ácidas son evidencia de que los productos alimenticios ácidos no afectan la composición de pH del cuerpo ni desencadenan enfermedades degenerativas. Pero su durabilidad es incierta. Un ejemplo es la dieta macrobiótica que el Dr. Sagen Ishizuka creó en la segunda mitad del siglo XIX para tratar su propia insuficiencia renal que la medicina occidental no había logrado. Debido a que se basa en el principio de combinar opuestos — yin (ácido) y yang (alcalino) — la piedra angular de la dieta macrobiótica es el arroz integral, que incluye un alto grado de fósforo, formador de ácido.

Durante la década de 1930, el Dr. Weston Price, un dentista estadounidense, viajó a Asia, Australia y el Ártico investigando la conexión entre la alimentación y la salud en las comunidades de esos países, que en su mayoría aún practicaban las dietas ancestrales de sus antepasados. Descubrió que muchas de las comunidades que adoptaron una dieta basada en cereales rica en fósforo gozaban de una vida saludable y segura.

Una dieta rica en minerales alcalinos pareciera no ser adecuada ni para la conservación de la salud ni para el pH alcalino habitual del plasma sanguíneo de 7,4. Estandarizar el pH ácido-alcalino de la sangre mediante el consumo de más productos con minerales alcalinos que ácidos no sería la base de una dieta por dos razones más: primero, los grupos ácidos de desechos radiactivos generalmente no elevan las tasas de ácido en la sangre en algunas áreas de el cuerpo.

Es poco probable que la regulación del pH de la sangre mediante la alimentación resulte en incursiones en cantidades de desechos ácidos que se encuentran lejos de las grandes fuentes de sangre. Segundo, la cantidad de enzimas, bilis, ácido clorhídrico y otros metabolitos que el cuerpo genera para el desglose nutricional no se calcula por el pH en la sangre, sino por los sabores específicos de los alimentos y las proteínas que preservaron a los ancestros del adulto durante miles de años.

Capítulo 3: Alimentos Ácidos que son Alcalinizantes

Puede que se pregunte cómo es que ciertas cosas fuera del cuerpo pueden ser ácidas pero tienen resultados alcalinizantes una vez consumidas. La respuesta radica en la calidad de "fuego" de la comida hasta que se quema. Cuando un alimento se quema — esta prueba es algo que la ciencia de los alimentos realiza en un entorno regulado; es poco probable que su barbacoa produzca resultados confiables, sin importar qué tan mal se quemen sus hamburguesas — si el contenido de ceniza resultante se vuelve más alcalino que ácido, se llama un producto alcalinizante. La explicación es que sufre oxidación a medida que nuestro cuerpo digiere los alimentos, lo que es como si se quemaran, y este efecto es lo que decide si el producto final se vuelve alcalino o ácido.

Alimentos Ácidos que se deben Evitar

En una dieta alcalina se deben evitar todos los productos de origen animal (carnes, lácteos, pescados y huevos). El alcohol, la cafeína y el té verde también están desaconsejados porque son muy ácidos. Del mismo modo, se deben evitar los diversos tipos de azúcares procesados. Y, teniendo en cuenta que ciertos cereales tienen un efecto acidificante en el organismo, también se deben evitar.

Una lista más detallada de productos ácidos con la etiqueta "EVITAR" se desglosa a continuación.

Legumbres, Semillas y "leches" Acidificantes

- Leche de Arroz
- Granos de Soja
- Leche de Soja
- Fríjoles sin germinar

Grasas y Aceites Acidificantes

- Aceite de Aguacate/Palta
- Mantequilla
- Aceite de Canola
- Aceite de Maíz
- Aceite de Lino
- Aceite de Cáñamo
- Manteca de Cerdo
- Aceite de Oliva
- Aceite de Cártamo
- Aceite de Girasol

Frutas Acidificantes

- Moras Azules
- Frutas Enlatadas o Glaseadas
- Arándanos
- Grosellas

Granos y Derivados Acidificantes

- Amaranto
- Cebada
- Salvado de Avena
- Salvado de Trigo
- Pan
- Maíz
- Almidón de Maíz/Maicena

- Galletas de Soda
- Harina de Trigo
- Harina Blanca
- Harina de Semilla de Cáñamo
- Kamut
- Fideos
- Avena
- Rollos de Avena
- Pasta
- Pasteles de Arroz
- Arroz Blanco
- Centeno
- Espelta
- Trigo
- Germen de Trigo

Nueces y Mantequillas Acidificantes

- Anacardos
- Legumbres
- Mantequilla de Cacahuate/Maní
- Cacahuates/Maní
- Nueces Pecanas
- Tahini

- Nueces

Edulcorantes Acidificantes

- Algarroba
- Jarabe de Maíz
- Azúcar

Vegetales Acidificantes

- Maíz
- Lentejas
- Aceitunas

Todas las Bebidas Alcohólicas

- Cervezas
- Licores Fuertes
- Bebidas Espirituosas
- Vinos

Toda la Proteína Animal

- Carne de Res
- Huevos
- Pescados
- Cordero
- Vísceras/Asadura

- Puerco
- Aves de Corral
- Conejo
- Salchichas
- Mariscos
- Carne de Caza

Lácteos

- Mantequilla
- Queso Procesado
- Helados
- Yogurt

Otros Alimentos

- Te Negro
- Cacao
- Cafe
- Ketchup
- Mostaza
- Pimienta
- Bebidas sin Alcohol
- Vinagre

Capítulo 4: Alimentos Alcalinos para Disfrutar

Como regla general, nos concentraremos en consumir frutas y verduras (con algunas pocas excepciones). La lista "COMER" contiene algunos alimentos, incluida la quinoa. Se encontrarán productos que requieren aceite de coco y aceite de sésamo en lo que respecta al aceite. De fácil acceso en cualquier tienda. Las recetas horneadas con mucha frecuencia requieren harina de coco, que actualmente está disponible en los mercados o se puede adquirir convenientemente en línea. Para obtener referencias de dichos productos, consulte la sección Recursos. ¡Aquí está la lista "COMER" para disfrutar!

Frutas Alcalinizantes

- Manzanas

- Albaricoques
- Aguacate/Palta
- Plátano/Cambur
- Bayas
- Moras
- Melón Cantaloupe
- Cerezas Ácidas
- Coco Fresco
- Grosellas
- Dátiles Secos
- Higos Secos
- Uvas
- Pomelos
- Melón Dulce
- Limones
- Limas
- Melones
- Nectarinas
- naranjas
- Duraznos
- Peras
- Piñas/Ananás
- Uvas Pasas
- Frambuesas

- Ruibarbo
- Fresas
- Mandarinas
- Tomates
- Frutas Tropicales
- ciruelas Umeboshi
- Sandías/Patillas

Proteinas Alcalinizantes

- Almendras
- Castañas
- Mijo
- Tempeh Fermentado
- Tofu fermentado
- Polvo de Proteina de Suero

Condimentos y Especias Alcalinizantes

- Ají Picante
- Canela
- Curry
- Jengibre
- Todas las Hierbas
- Mijo
- Mostaza
- Sal Marina

- Tamari

Endulzantes Alcalinizantes

- Estevia

Vegetales alcalinizantes

- Alfalfa
- Hierba de cebada
- Hojas de Remolacha
- Remolachas
- Brocoli
- Repollo/Col
- Zanahorias
- Coliflor
- Celeri/Apio/Apio España
- Acelgas
- Coles
- Col Rizada
- Pepino
- Daikon
- Diente de León
- Raiz de Diente de León
- Dulce
- Flores Comestibles
- Berenjenas
- Verduras Fermentadas

- Ajo
- Judías Verdes
- Guisantes Verdes
- Col Rizada
- Colirábanos
- Kombú
- Lechuga
- Maitake
- Chamiñones
- Hojas de Mostaza
- Nori
- Cebollas
- Chiribías
- Guisantes
- Pimienta
- Calabaza
- Rábanos
- Reishi
- Nabo Sueco
- Verduas de Mar
- Shitake
- Hojas de Espinaca
- Espirulina
- Brotes

- Boniato/Batata
- Tomate
- Wakame
- Berro
- Hierba de Trigo
- Verduras Silvestres

Otros

- Vinagre de Sidra de Manzana
- Polen de Abejas
- Jugos Frescos de Frutas
- Jugos Verdes
- Gránulos de Lecitina
- Melaza
- Cultivos Probióticos
- Productos Lácteos Agrios
- Jugos de Vegetales
- Agua Alcalina, Antioxidante
- Agua Mineral

Consejos: para crear el Balance Alcalino del Cuerpo

1. Consumir abundantes cantidades de superalimentos, como frutas y

vegetales. Es lo único que hay que hacer para una mejor desintoxicación de su organismo.

Conservar los vegetales cortados en el refrigerador y mantenga al alcance un tazón de frutas para picar.

Servir ensaladas para el almuerzo y la cena; mantenga envasada una ensalada con todos los vegetales, excepto el aderezo, los pepinos y los tomates que se pueden incorporar al momento de servir.

2. Consumir un aproximado del 80 por ciento de comidas alcalinas, y un 20 por ciento de productos ácidos.

3. Masticar bien, la saliva es alcalina ¡Y se prodicen cerca de 8 Litros diarios!

4. Consumir de 2 a 3 litros de agua fresca al día (no de la llave). Esta simple acción hará toda la diferencia, mucha gente se deshidrata rápidamente por todos los contaminantes ácidos de su cuerpo.

El agua es esencialmente ácida y neutralizarla es un proceso lento si el organismo es todo ácido.

Por ejemplo, un vaso de refresco, que es realmente ácido, requiere unos 30 vasos de agua para lavarse. Por esta razón se recomienda preferir el agua alcalina, ya que de inmediato comenzará a alcalinizar el cuerpo de manera más fácil y eficiente.

5. Respirar para obtener fuerza adicional Con suficiente combustible, el cuerpo trabajará más rápido.

Eso también ayudará a expulsar los ácidos del cuerpo. Comience a tomar una respiración profunda desde el vientre.

Esto se aprende mejor en clases de yoga. Para concentrarse sin interrupciones en la respiración, debe hacerse acostado en cama inhalando profunda y cómodamente hacia el vientre.

Practicarlo todos los días y luego sólo se hará automáticamente.

6. Deje de consumir productos procesados: Están repletos de edulcorantes tóxicos extremadamente ácidos, conservantes, compuestos químicos tóxicos y colorantes alimentarios.

De hecho, el organismo tiene que trabajar muy duro para eliminar estos contaminantes.

7. Buscar oportunidades para generar calma en el cuerpo, bien sea viendo los pájaros o sus cantos tranquilizadores, meditando, deambulando por la naturaleza... haciendo lo que induzca a la paz interior.

8. Prefire la luz natural: Se requiere la luz solar.

Salir a correr, abrir las cortinas y acostarse temprano ayuda a que el sol haga su trabajo.

9. Duerma lo suficiente: el descanso inadecuado da como resultado un cuerpo y una mente sobrecargados de trabajo y deprimidos.

10. ¡Sólo porque un alimento produce ácido no quiere decir que sea dañino!

No se trata de eliminar toda una familia de alimentos o alguno de ellos -se trata de mantener la armonía.

Comienza la Dieta Alcalina Ahora

Lo más difícil siempre es ponerse en marcha. Comenzar puede ser intimidante, puede parecer rudo al principio, porque aunque sienta que está ansioso por comenzar, corregir algunos errores sencillos harán que seguir la dieta alcalina sea aún más fácil todavía.

Estos son los principales consejos para iniciar la dieta alcalina de inmediato. Cuando apenas adopte estas reglas, verá los resultados en 24 horas.

¡Comience a hidratarse ahora!

No se puede enfatizar lo vital que es esto y lo mucho que se gana con ello. Se cree que continua y permanentemente tenemos hasta un 90% de deshidratación. Así como es una locura privar al cuerpo de oxígeno. El cuerpo necesita agua para demasiadas cosas, y ¡la ingesta masiva es la cosa más simple del universo! En este momento, solo ve a tu grifo y toma un gran vaso de agua fresca. ¿Realmente no te sientes mejor? Inmediatamente - porque no se trata sólo de estar bien emocionalmente, ¿no te sientes psicológicamente mejor? Y positivo.

Incluso cuando lo estés estudiando, no pospongas tu hidratación: comienza a consumir agua ahora. ¿Parece exagerado? Beber por lo menos 2 litros al día, y esforzarse por beber 1/2 onza de agua por libra de peso corporal.

Transición – ¡No haga nada a la vez!

La más importante y sencilla explicación de la lucha de las personas por permanecer alcalinas, en mis seis años de enseñar sobre la dieta alcalina, es porque quieren ser impecables y lograrlo de inmediato. No es así. El cambio, cambia.

Y depende de ti cambiar. Tú podrías:

- Seleccionar un alimento y concentrarse sólo en comer a la hora correcta durante una semana, y luego pase a la siguiente.

- Elegir 3 días a la semana para mantenerlos alcalinos.

- Comience incorporando un par de alimentos diferentes al día, como espinacas o verduras, entre otros.

- Comience a suprimir los ácidos uno a la vez, como café o té.

¡Vuélvase Verde!

Sin embargo, se sugiere incorporar las verduras directamente a su vida. Tal vez la forma más segura es continuar incorporando rápidamente los alimentos positivos y pensar en eventualmente recuperar los negativos. Mi consejo es usar un polvo verde que como pH Miracle Greens, Regular Greens de Alkamind o Super Greens de Perfectly Safe lo antes posible. Esto ayudará aportando al cuerpo directamente los beneficios de los vegetales verdes extremadamente concentrados, hierbas, frutas alcalinas y muchas otras delicias.

También se sugiere que se comience a integrar una ensalada con cada comida (por ahora, aparte del desayuno). Aunque se trate de sólo una pequeña ensalada, hacerlo un hábito. No hay nada romántico, en ello solo algo de espinacas, repollo, tomate y pepino aderezados con limón y aceite de oliva. Tardará 2 minutos en preparase, por lo que se vuelce mucho más alcalino a la hora de comer. Además, puede agregar al menos 2 porciones de 5-7 porciones de verduras al día según su necesidad.

Vitaminas básicas En lo respectivo a las vitaminas, se pueden prescribir cuatro suplementos principales para cualquier persona que siga una dieta alcalina y necesite alcalinizarse lo antes posible: 1. Bebida verde: altamente alcalinizante, rica en nutrientes y extremadamente saludable. Las bebidas verdes son imprescindibles. Casi se puede prometer que si comienza con cuatro bebidas verdes al día, los resultados se verán casi de inmediato. Una rica fuente de clorofila, vitaminas, minerales, enzimas y otros nutrientes – los vegetales aportan al cuerpo productos extremadamente alcalinos para limpiar, neutralizar los ácidos y darle al cuerpo un gran impulso energético.

2. Gotas de pH: tienen un papel vital en el aumento del pH del agua consumida. Realmente es realmente esencial porque el agua potable regular es normalmente ácida.

Entonces, aunque mantener una hidratación adecuada es realmente necesario, si el agua se acidifica, esto puede ser contraproducente. Las gotas de pH son extremadamente concentradas y producen soluciones formadoras de minerales muy alcalinas. Solo unas pocas disminuciones elevarían significativamente el pH del agua.

Otra ventaja de las gotas de pH como puripHy es que tiene el valor agregado de eliminar las levaduras, mohos y bacterias del agua, ¡manteniendo el agua potable normal muy limpia y alcalina!

3. Aceites Omega: Se aconseja firmemente que concentrarse en consumir los omega 3, 6, 9 y aceite de coco para una salud, fuerza y bienestar óptimos. ¡Aquí hay un resumen de cada uno de los detalles clave para comenzar!

* Omega 3: ALA, EPA y DHA son los principales omega 3. El cuerpo

humano es incapaz de generar omega 3 de forma natural, y es necesario complementarlo con nuestra dieta. El Omega 3 es por tanto la grasa que más nos falta. Los expertos dicen que para trabajar de forma óptima se necesitan unos 20-40ml de omega 3 al día. Es imposible conseguirlos sólo comiendo, aunque todos los días se consuma pescado graso y frutos secos. Particularmente muchos alimentos (incluidos el pescado y la carne) actualmente son producidos y procesado de una manera que los vuelve menos nutritivos con el paso del tiempo.

* Omega 6: LA y GLA son los Omega 6 y están presentes en el cártamo, el girasol, el algodón, el sésamo y el lino. Hay que saber, sin embargo, que cuando los aceites se exponen a la luz, la tierra o el fuego, son venenosos, y el 99 por ciento de los aceites de girasol y cártamo ampliamente utilizados no tienen valor para la salud. Usar estos

aceites naturales y nuevos en ensaladas, pastas, etc. (o todos los aceites enumerados aquí) es una manera perfecta de mejorar la cantidad de grasas buenas en su dieta. Pero tenga en cuenta: en realidad, muchos de nosotros comemos tantos omega 6 en comparación con omega 3 que pueden desencadenar problemas (es crucial obtener una proporción entre 3, 6 y 9).

* Omega 9: OA es el Omega 9 predominante, presente en los exquisitos aceites de olivas, nueces, aguacate y macadamia. Nuevamente, la proporción es esencial porque muchos de nosotros usamos menos de estos aceites, por lo que no necesitamos agregar demasiado. La parte realista es que estos aceites saben bien y pueden integrarse rápidamente en nuestras vidas.

* Triglicéridos de aceite de coco de cadena corta (MCT): MCT es difícil de conseguir porque casi todos los

demás aceites de consumo son de cadena larga. Mencionamos el aceite de coco ya que casi siempre está crudo, es extremadamente inmune al fuego, la luz y el aire (en comparación con todos los demás aceites) y se puede cocinar con él y siempre es seguro y ¡tiene un sabor fantástico!

Como ya se dijo, estos Ácidos Grasos Esenciales (AGE) se consideran necesarios, puesto que sin ellos es muy dificil que el cuerpo funcione bien y no pueden ser creados por el organismo. Consumir tales grasas, incluidas las omega 3 y omega 6, depende de nosotros. Tales grasas son tan importantes que todos pereceremos en última instancia si no consumimos todos estos ácidos grasos esenciales, incluso si eliminamos las grasas malas de nuestras dietas por completo. ¡Sin tales grasas, en lo absoluto no podemos existir!

4. Sales alcalinas: Las sales alcalinas son asombrosas. Estas sales, que se centran en las cuatro sales naturales más alcalinas: calcio, sodio, potasio y magnesio, son extremadamente alcalinizantes e imprescindibles para la vida.

Nota: no al 100% si no un 80/20

¡Para tomar altamente en consideración! ¡No se espera un 100% de alcalinidad! Se está buscando una proporción alcalina del 20 por ciento y alrededor del 80 por ciento de acidez. Es un punto muy importante a considerar. Asegurarse que a la hora de la comida se obtendrá un poco de pasta, frijoles, carnes magras, pescado, etc., siempre que solo ocupe el 20 por ciento del plato debido a que el 80 por ciento está lleno de productos formadores de alcalinos.

¡Esto lo hace increíblemente simple!

Capítulo Dos

Capítulo 5: Cómo los Desechos Ácidos Causan Enfermedades

Cómo los desechos ácidos causan enfermedades La desintoxicación es mucho más esencial que una dieta adecuada para la longevidad. La fisióloga francesa Alexia Carrell mantuvo fragmentos de tejido cardíaco de pollo viviendo en una solución con las mismas cantidades de minerales presentes en el plasma sanguíneo de pollo durante veintiocho años. Las células en el tejido comenzaron a dividirse y se extinguieron solo después de que ella comenzó a ajustar el agua, aunque persistía en poner la misma cantidad de minerales en el agua. Mientras se les suministraban los nutrientes necesarios, las células del corazón de pollo no podían llevar a cabo sus tareas metabólicas ya que el líquido en el que se introducían estaba contaminado con residuos ácidos.

La atmósfera del cuerpo humano no se puede filtrar tan rápidamente como el mundo de tubo de ensayo con el tejido de corazón de pollo de Carrell . Los órganos desintoxicantes del cuerpo — hígado, glándulas, sistema digestivo, riñones y pulmones — no estaban destinados a neutralizar sustancias tóxicas y toxinas de metales pesados que se han abierto camino a través del torrente sanguíneo en los últimos años.

La hidrogenación de los aceites comestibles deja residuos de aluminio y níquel, y los productos alimenticios producen fragmentos de metales pesados nocivos como el cadmio, el arsénico, el mercurio y el cromo. El arsénico de las amalgamas dentales y los productos de atún seco, el formaldehído y el arsénico en las vacunas y el plomo del smog de los vehículos son sólo algunos entre la multitud de contaminantes que se han abierto camino a través del torrente sanguíneo. Los metales pesados migran en el torrente sanguíneo a un ritmo más rápido cuando el cuerpo envejece y se adhiere a los huesos.

El plomo reemplaza particularmente al calcio en los huesos. Por lo tanto, los metales pesados pueden provocar el desarrollo de cáncer de huesos al eliminar la maquinaria de los huesos que produce sangre. Muchos productos como los quelantes y el EDTA (un ácido suave que se usa en la quelación) transfieren los metales de los huesos al cerebro, donde se vuelven aun más dañinos. "Por suerte, hay formas para ayudar al cuerpo contra el arsenal de metales pesados y químicos tóxicos.

Un jugo hecho a partir de vegetales ricos en minerales alcalinos como el céleri y el perejil neutralizará los metales pesados de los pulmones. El jugo de limón suele ser un desintoxicante eficaz con metales pesados en el agua antes del té. El limón en el agua se une a las moléculas de metal cargadas positivamente a través de su fuerte concentración de iones cargados negativamente, lo que las neutraliza. Cuando se neutralizan, el cuerpo los elimina sin lugar a dudas.

Los compuestos minerales también tienden a reducir los metales pesados. El calcio ataca al hierro, cobre y trazas de plomo; la vitamina C, el magnesio y el selenio extraen mercurio del cuerpo; plata, cobre, hierro y bajos niveles de cadmio.

El cuerpo también tiene otro medio para eliminar cualquiera de los ácidos fuertes que se filtran de las toxinas, los metales pesados y los contaminantes de los alimentos y se acumulan en los tejidos. Sin embargo, no se eliminan con este método. Se trata de mantenerlos fuera del camino del daño. Si la acidez de estos intrusos alcanza el pH levemente alcalino de la sangre, el cuerpo los une al calcio, un elemento alcalino, y los elimina de la sangre que fluye tanto como sea posible.

Capítulo 6: Acidez y Enfermedades Cardiovasculares

La contaminación ácida no se vuelve necesariamente menos tóxica a pesar de estar sepultada de forma segura en capas de calcio. Si la carga ácida del cuerpo crece demasiado, algunas partículas ácidas permanecen en la sangre. Como producen marcas y hematomas en las paredes internas de las arterias, provocan el inicio de enfermedades cardiovasculares. Al igual que las grasas, los triglicéridos, el magnesio y otros contaminantes, estas enfermedades están "vendadas". Cuanto mayores sean las tasas de colesterol y triglicéridos, más pesado será el "vendaje" y más delgadas las arterias, por ejemplo.

El alto nivel de colesterol no es la causa principal del endurecimiento de las arterias. El colesterol y otros compuestos espesos y pegajosos no pueden adherirse a las paredes lisas de los vasos. Sólo después de que las partículas de ácido pican y raspan las superficies del conducto arterial, se permite que las placas de grasa se adhieran a ellas.

De dos factores, las arterias estrechadas son riesgosas. Las placas de grasa tienen más probabilidades de separarse de las paredes del vaso e inducir el desarrollo de coágulos de sangre que migran al cerebro y causan accidentes cerebrovasculares en el torrente sanguíneo. Estos a menudo elevan la presión arterial, causando problemas cardíacos y aumentando la posibilidad de accidentes cerebrovasculares.

Las pruebas clínicas que redujeron efectivamente la presión arterial en varios de sus pacientes con agua alcalina sugieren que el daño a las paredes arteriales por partículas ácidas es la causa principal de la presión arterial alta. La normalización de la presión arterial en las pruebas mostró que las arterias se habían expandido y las partículas alcalinas en el agua habían disuelto las placas grasas y los residuos ácidos

Acidez, Enfermedades Autoinmunes y Alergias a las Proteínas

Un microbio hostil sienta las bases para la enfermedad autoinmune ya que las células inmunes determinan un elemento específico. Las células inmunes no solo provocan el desarrollo de histaminas para "blindar" al cuerpo contra este "rival", si no que también manipulan una enzima para crear una fuga intestinal. Algunas moléculas de alimentos que las células inmunitarias han marcado como agresivas se deslizan en estos huecos, sin darse cuenta de lo que está haciendo el sistema inmunitario, cuando son presa fácil para las células inmunitarias dentro de la circulación general.

Sin embargo, estos últimos se inflaman y mutan durante la eliminación de los alérgenos alimentarios. Las células inmunes apuntan al protoplasma en su propio cuerpo bajo su forma actual. La evidencia de que no es necesario cambiar el sistema inmunitario de un "Doctor Hyde" es la posibilidad de que 63 enfermedades autoinmunes científicamente documentadas, incluida la enfermedad celíaca, el lupus, la artritis reumatoide y la osteoartritis, la diabetes tipo 1 y la enfermedad de Crohn , ya sean prevalentes.

Para prevenir enfermedades autoinmunes se debe dejar de consumir cosas a las que ya se resiste, hay que revisarse porque no somos exactamente lo que son ciertas cosas. Hay que tener en cuenta, sin embargo, que cualquier signo, por diferente que parezca de los desencadenados por las alergias alimentarias, también puede estar relacionado con ellas. Erupciones, eccema, picazón, náuseas, vómitos, somnolencia, mareos, molestias artríticas e insomnio son los síntomas más comunes inducidos por las histaminas.

Acidez y Cáncer

Aunque la salud del sistema coronario se ve más afectado por el daño causado en el corazón por los iones ácidos, los otros órganos del cuerpo — hígado, páncreas, riñones, entre otros — son más propensos a degenerarse a medida que los desechos ácidos se acumulan en los capilares circundantes que los sustentan. Los depósitos de ácido espesan la sangre, y la sangre que se coagula no puede contener la suma de nutrientes y oxígeno que los riñones requieren para funcionar correctamente.

Si estamos hablando de órganos disfuncionales, simplemente decimos la actividad disfuncional de los millones de células que componen cualquier órgano. Entre otros elementos, estas células dependen del oxígeno para procesar energía y aminoácidos para la síntesis de proteínas y para la transformación de células viejas en nuevas. Una vez que tales químicos son despojados del tejido, este muere o se adapta al ser maligno al nuevo ambiente privado de oxígeno. Por dos factores, la célula cancerosa puede residir en dicha área. Primeramente, recibe su energía de la fermentación, un ciclo que tiene lugar sin oxígeno. A continuación, se multiplica y recolecta constantemente los alimentos que están reservados para las células regulares del cuerpo. Los anteriores, despojados de su sustento, son devorados por células cancerosas de rápido crecimiento o evitan dividirse antes de morir.

Claramente, la prevención del cáncer comenzará con la eliminación de los desechos ácidos del cuerpo que hacen que las células normales sean cancerosas. Si una persona está siendo tratada por cáncer, la eliminación de los desechos ácidos generados por la quimioterapia puede evitar una recurrencia.

Capítulo 7: Acidez y Depresión
Alimentos Ácidos y Alcalinos

Logrando un Equilibrio, existen seis dietas indicadas para personas con enfermedades psiquiátricas, en su libro *Bio Equilibrio*, Wiley asignó ciertas dietas similares al pH ácido-alcalino de la sangre de los participantes de su estudio. Hay muchas explicaciones de porqué esta dieta no puede funcionar.

Luego, existen opiniones divergentes en cuanto al aumento de los alimentos productores de ácido y el aumento de la formación alcalina. Los budistas zen, por ejemplo, encuentran que los plátanos, los aguacates, los espárragos, las alcachofas y las espinacas producen ácido, mientras que los científicos occidentales afirman que son alcalinos, ya que, cuando se queman, dejan más cenizas minerales alcalinas que ácidas.

Además, muchos nutricionistas advierten que disminuir el consumo de vegetales que forman ácidos no fomenta de manera notoria el balance del pH, aunque tiene bastante éxito en la reducción de los desechos ácidos. A pesar de su gran concentración de minerales formadores de ácido — azufre y fósforo — el jugo de zanahoria y remolacha limpia exitosamente los desechos tóxicos del hígado, los pulmones y la vejiga. El extracto de col, rico en cloro y arsénico que son acidificantes, purifica las toxinas ácidas que se unen a las membranas mucosas del estómago y el tracto intestinal. La extrema acidez de la vitamina C es un tratamiento ideal para el trastorno de las encías y para las enfermedades en general.

Los minerales alcalinos también tienen agentes de limpieza eficientes.

En el diente de león, la escarola y espinaca, el potasio, el calcio, el sodio y el magnesio disminuyen la hiperacidez en todos los órganos; De hecho, los minerales ácidos y alcalinos trabajan juntos para limpiar el cuerpo, tal como una solución mixta de vinagre (ácido) y bicarbonato de sodio (alcalino) se convierte en un limpiador ideal para la cocina.

Desbalance Ácido Alcalino o Acidosis Metabólica Crónica de Bajo Grado

Una característica importante para el bienestar naturopático es el equilibrio ácido-base. Este equilibrio está regulado por la alimentación, la consistencia y cantidad de líquidos, la respiración, el estress y el comportamiento físico y psicoemocional. Por ejemplo, todos los organismos vivos continúan acidificándose, pero es muy obvio pues la evidencia reciente revela que la dieta occidental es muy ácida. El fenómeno está aumentando enormemente en la cultura occidental, tanto que la acidosis persistente interesa a casi todos por la alimentación industrializada.

Los factores de acidificación se atribuyen principalmente a los alimentos acidificantes, la deficiencia de materiales alcalinos, el calor, la falta o abundancia de ejercicio físico, la deficiente ingesta de agua y la respiración insuficiente.

Incluso, en conjunto una dieta pobre en alcalinizantes (frutas, frijoles, nueces y semillas) con demasiados productos acidificantes (carne, azúcar, almidón, café, alcohol) produce una acidosis persistente de bajo nivel. El cuerpo utilizará sus propias existencias de minerales alcalinos para neutralizar el exceso de ácido. Los huesos contienen la principal reserva de álcali del cuerpo, que también se encuentra en los dientes.

La acidosis también puede inducir mucha debilidad, porque una atmósfera ácida interfiere con el suministro de energía de las células del cuerpo. La acidosis a menudo reduce el suministro de oxígeno disponible para el funcionamiento celular, lo que afecta su replicación y permite que los microorganismos patógenos se expandan. La acidosis con frecuencia proporciona un ideal caldo de cultivo para la inflamación y puede contribuir a otros problemas de salud, como Osteoporosis Reumatismo, gota Ciática, hernia de disco Artritis, osteoartritis, caries dental, gingivitis, Úlceras dentales, herpes, Fracturas en los bordes de la lengua, eczema, afecciones de la piel, varices, Resfriados, neumonía, dolor de garganta, Bronquitis, sinusitis, otitis, Reflujo gástrico, entre otros.

Comprender las condiciones que sustentan el equilibrio ácido-base, la variedad de productos alcalinizantes y acidificantes y los aditivos alimentarios alcalinizantes es un método importante para combatir la acidosis persistente de bajo nivel.

Eventualmente, mantener el equilibrio ácido-base del cuerpo restaurará la fuerza y la resistencia.

Es importante tener en cuenta que no es el ácido del estómago o el pH del estómago en lo que estamos pensando. Estamos preocupados por el pH de las sustancias y tejidos que conforman el cuerpo.

El pH, o "potencial de Hidrógeno", es una unidad de cálculo del grado de acidez o alcalinidad de una solución. Su escala va de 0 a 14.

Una mezcla de sustancias ácidas y alcalinas se expresa por pH 7 o "pH balanceado".

Un pH bajo, entre 7 a 0, implica acidez, un pH alto, de 7 a 14, sugiere alcalinidad Un pequeño aumento del pH indica un cambio significativo en la concentración de iones de hidrógeno, 10 veces mayor de unidad a unidad: pH 7 = pH neutro, pH 6 = 10 veces más ácido, pH 5 = 10 x 10 = 100 veces más ácido que neutro y pH 4 = 10 x 100 = 1.000 veces más ácido que neutro.

Cuando se está en forma, con un saludable estilo de vida y una alimentación segura y nutritiva, el pH de la orina será de aproximadamente 7.

Entre comidas, se aconseja medir el pH 3 veces al día y la segunda micción de la mañana, ya que la primera micción siempre es ácida.

Compruebe la acidez o alcalinidad del cuerpo con tiras de pH: controle los valores de pH y decida si el cuerpo necesita un tratamiento urgente. Mediante el uso de una tira de verificación de pH, puede evaluar rápida y convenientemente el pH en la comodidad de su hogar. Si el pH urinario fluctúa entre 6,0 y 6,5 por la mañana y entre 6,5 y 7,0 por la noche, el cuerpo debería funcionar dentro de un espectro seguro de condiciones. Si su saliva permanece durante el día entre 6,5 y 7,5, su cuerpo funciona dentro de un rango seguro, una hora antes de una comida y dos horas después de una comida es el momento perfecto para chequear el pH . Controle la frecuencia cardíaca dos veces por semana.

Los Desechos Ácidos Causan Adicción al Alcohol

¿Cómo los desechos ácidos de los subproductos de las drogas y los restos de alimentos no digeridos generan un gusto por las drogas? Los iones ácidos provocados por las histaminas se acumulan para acidificar la sangre con la ingesta continua de productos alergénicos. La acidificación aumentada del pH alcalino de la sangre provoca una respuesta suprarrenal. Se incrementa el desarrollo de las hormonas promotoras del estrés, ya que las glándulas suprarrenales consideran la hiperacidez como una advertencia de que el organismo está bajo ataque. (Eso se debe a que tanto la ira como la ansiedad aumentan los niveles de ácido en la sangre). Sin embargo, como de hecho no hay riesgo, no hay ningún desencadenante del deseo del individuo de involucrarse en una acción violenta. Esto provoca ansiedad que genera el deseo de cualquier cosa — comida, bebidas alcohólicas, bebidas con cafeína o cigarrillos — que pueda aliviar la tensión. Que la adicción se arraigue en estos individuos depende de dónde resida su debilidad física. Aunque una respuesta de alarma, provocada por la hiperacidez, inicia el declive hacia la intoxicación, las ansias de alcohol se intensifican si se consumen las bebidas alcohólicas y el hígado no pueden neutralizar el ácido aldehído derivado del alcohol. Este asalto constante al hígado induce resacas más graves: dolores de cabeza, mareos, irritabilidad, temblores y pérdida del equilibrio. Cuanto más fuerte es la resaca, más severos se vuelven los antojos de drogas, razón por la cual la bebida empeora con el tiempo.

El Alcohol y el Cerebro

Después del hígado, el cerebro es el siguiente órgano más vulnerable a los efectos dañinos del consumo crónico de alcohol porque sus necesidades energéticas son mayores que las de cualquier otro órgano del cuerpo. En etapas avanzadas del alcoholismo, el cerebro no recibe la glucosa y el oxígeno necesarios para la producción de energía. El hígado del alcohólico no puede suministrar al cerebro estas materias primas, y los bloqueos en los pequeños vasos sanguíneos impiden que entreguen al cerebro el oxígeno y glucosa que generan energía.

Dichos bloqueos surgen a medida que se acumulan en la sangre, ya que el hígado ya no puede absorber los contaminantes tóxicos que permiten que los glóbulos rojos se unan. La contaminación de la sangre ácida a menudo crea bacterias que se alimentan de ella. El resultado son grumos de material aglutinante que obstruyen los vasos sanguíneos de todo el cuerpo, de modo que queda muy poco espacio en la sangre para la glucosa, el oxígeno y otros nutrientes. Sin estas materias primas necesarias para producir energía celular y para la reparación y regeneración de las células, la función cerebral se descompone y las neuronas se ahogan en sus propios desechos metabólicos.

Puede haber otro factor en el cerebro del alcohólico que le impide generar energía. Los cerebros de los hámsters, sometidos a una dieta de alcohol con fines experimentales, no podían utilizar la glucosa como combustible.

Esto indica que no siempre es la falta de glucosa lo que impide que el cerebro alcohólico satisfaga sus necesidades energéticas, sino la incapacidad del cerebro para usarla. Sin embargo, además de la glucosa, existe una sustancia que el cerebro puede usar como alimento, y es la L-glutamina. La L-glutamina se transforma en ácido glutámico a medida que alcanza la barrera hematoencefálica. Se sospecha que el cerebro puede usar ácido glutámico para fabricar energía porque reduce el exceso de amoníaco, un compuesto tóxico (procedente de la descomposición de los aminoácidos) que probablemente destruye la glucosa antes de que tenga la oportunidad de ingresar a las células cerebrales y oxidarse.

Los efectos curativos de la niacina y la L-glutamina, obtenidos mediante la neutralización y eliminación de desechos ácidos y sustancias químicas extrañas, sirven como un recordatorio de que la toxicidad — que es casi abrumadoramente de naturaleza ácida — es la causa fundamental del alcoholismo. Pero la adicción al alcohol se manifiesta solo si hay una debilidad suprarrenal que causa cambios bruscos en el azúcar en la sangre y/o una deficiencia enzimática que impide que el hígado descomponga los subproductos tóxicos del alcohol.

En muchos casos, sin embargo, estas debilidades provocan la adicción al alcohol sólo cuando la dieta no es compatible con el metabolismo. Una dieta inapropiada o de comida chatarra desencadena la acción de las hormonas suprarrenales que interrumpen la concentración y la distribución normal del azúcar — uno de los factores más importantes en la función metabólica. El primer paso, entonces, en un programa diseñado para superar el alcoholismo es que el individuo tome el auto-examen de niacina para averiguar si sigue la dieta del carnívoro o del comedor de granos.

Cirrosis Hepática

No sólo el hecho de poner el cuerpo en alerta de emergencia (sobreestimulación suprarrenal) crea la ansiedad y tensión que lleva a algunas personas al alcoholismo, también inicia un ciclo de reacciones que finalmente destruyen el hígado. El hígado, respondiendo a la alerta de las glándulas suprarrenales para elevar los niveles de azúcar en la sangre, extrae una cantidad excesiva de glucosa almacenada y la libera en el torrente sanguíneo.

Debido a que realmente no hay necesidad de este aumento repentino de azúcar en la sangre, un aumento en la insulina producida por las células beta en el páncreas reduce drásticamente los niveles de azúcar en la sangre, causando hipoglucemia (nivel bajo de azúcar en la sangre). Un nivel bajo de azúcar en la sangre significa una producción de energía lenta, lo que interfiere con la función hepática. También puede causar fatiga y depresión, síntomas que, al igual que la ansiedad, aumentan las ansias de beber alcohol. Mientras el individuo continúe bebiendo y los niveles de ácido en la sangre permanezcan altos, las glándulas suprarrenales le indicarán al hígado que eleve excesivamente el azúcar en la sangre y la insulina responderá reduciéndola precipitadamente.

Eventualmente, el hígado no puede cumplir con el pedido de glucosa de las hormonas suprarrenales porque ya no tiene. (El hígado mantiene la glucosa en forma de glucógeno). Una razón de esto es que el bebedor, que prefiere el alcohol a la comida, no proporciona al hígado los carbohidratos, las proteínas y las grasas que necesita para producir glucosa. Otra es la presencia de grasa, que debería pasar del hígado a la circulación general pero no puede debido a la destrucción de la vitamina B colina por parte del alcohol . (La ausencia de colina evita que el hígado convierta la grasa en fosfolípidos, que pueden pasar a través de las moléculas de fosfolípidos en la membrana celular de las células del hígado al torrente sanguíneo). Entonces, las moléculas de grasa, que permanecen en el hígado y necesitan un lugar para se estacionan, llenan los espacios en el hígado que están diseñados para almacenar glucosa. Los depósitos grasos también reemplazan las células hepáticas que han sido destruidas por el ácido aldehido derivado del alcohol. Como si eso no fuera suficiente, los desechos metabólicos y el ácido aldehído inflaman el hígado al destruir el oxígeno. El tejido inflamado desarrolla cicatrices, al igual que una herida o una incisión.

Pero el tejido cicatricial en la superficie de la piel es inofensivo, mientras que el tejido cicatricial en el hígado destruye su capacidad de funcionar al impedir la circulación. Un suministro de sangre casi inexistente convierte el tejido hepático en fibras duras, una señal de que el hígado ha desarrollado cirrosis, una enfermedad que, sin una intervención nutricional temprana, es fatal.

¿Puede el alcohólico recuperado curar el daño cerebral causado por la incapacidad del cerebro para generar energía? Los estudios realizados por investigadores del Hospital General de Massachusetts y la Universidad de Boston utilizando imágenes de resonancia magnética revelan que la abstinencia a largo plazo del alcohol trae cierta recuperación cognitiva.

Sin embargo, la parte más vulnerable del cerebro rara vez se recupera. Es la red límbica de la amígdala , donde comienzan la ansiedad y la ira, y el hipocampo, donde se procesan los recuerdos a largo plazo. La capacidad de la amígdala para proporcionar las neuronas necesarias que nos permiten comprender lo que significan los gestos faciales se ve afectada para siempre, incluso en los alcohólicos abstinentes a largo plazo. Pero dejar de beber ayuda en la regeneración gradual de la corteza prefrontal, la porción del cerebro formada recientemente.

Capítulo 8: Residuos Ácidos y Problemas Cardiovasculares

¿Qué hizo que las arterias de Sam se endurecieran después de haber sido limpiadas de colesterol, calcio y otros tipos de desechos? La pregunta más acertada sería ¿por qué se endurecieron en primer lugar? Como de costumbre, los investigadores científicos buscan en la dirección equivocada. Ignorando la verdadera causa de las placas calcificadas que recubren las arterias — lesiones infligidas en las arterias por cristales afilados de desechos ácidos — encontraron un culpable llamado citomegalovirus que invade el cuerpo y se implanta dentro de las paredes de las arterias.

Varios estudios respaldan la conexión entre la presencia de este virus y el nuevo crecimiento de la placa. En un estudio de setenta y cinco pacientes que se habían sometido a una angioplastia, la placa de grasa volvió a aparecer en el 75 por ciento de los pacientes que estaban infectados con el citomegalovirus, mientras que solo el 8 por ciento de los que no estaban infectados tuvieron una recurrencia de la placa. Otra investigación indica que las personas sin signos de insuficiencia cardíaca que tomaban tetraciclina tenían un 30 por ciento menos de probabilidades de sufrir un ataque cardíaco que las personas que no tomaban antibióticos.

Los desechos ácidos, los virus y las bacterias inducen el endurecimiento arterial, lo que puede parecer una prueba sólida de que el citomegalovirus es la fuente del endurecimiento de las arterias. Sin embargo, lo cierto es que la presencia de este virus en el torrente sanguíneo se debe a los desechos ácidos que circulan en la sangre (provenientes de restos de alimentos no digeridos). Los virus y las bacterias se alimentan de desechos ácidos y se reproducen. A este respecto, es instructivo señalar la amarga conclusión a la que llegó el renombrado patólogo alemán Rudolf Virchow (1821-1902) al trabajar sobre la base de la convicción de que los gérmenes eran la fuente de la enfermedad después de invertir toda una vida: "Si pudiera vivir mi vida otra vez, la dedicaría a demostrar que los gérmenes prueban su hábitat natural, los tejidos enfermos. Los mosquitos, por ejemplo, prueban el agua estancada pero no permiten que la piscina se estanque.

Los estudios demuestran que, a corto plazo, los antibióticos, las vacunas y los potentes antiinflamatorios eliminan las infecciones por megalovirus y evitan que la placa vuelva a crecer después de una angioplastia. Pero no se han realizado estudios sobre la eficacia a largo plazo de estos tratamientos. Parece poco probable que la salud de las arterias se pueda mantener indefinidamente incluso con el uso de antibióticos para eliminar el citomegalovirus, cuando no se aborda la afección que causó la inflamación original: los desechos ácidos que circulan en la sangre arterial dañan las arterias y proporciona alimento para el citomegalovirus.

En la naturaleza, las bacterias y los virus viven del tejido ácido de los organismos muertos — son los principales descomponedores de la naturaleza. Los desechos ácidos de los alimentos no digeridos que circulan en la sangre proporcionan a los gérmenes en la sangre el mismo tipo de brebaje ácido que los cadáveres de los animales y plantas salvajes proporcionan a las bacterias en la naturaleza.

Las partículas de desechos ácidos lesionan las paredes internas de los vasos sanguíneos. Las células lesionadas mueren y se convierten en desechos ácidos, lo que aumenta su acumulación en la sangre. Cuanto mayor sea la cantidad de desechos ácidos, mayor será el suministro de alimentos para los gérmenes; se multiplican correspondientemente. Esto obliga al sistema inmunitario a defender las paredes de las arterias provocando el crecimiento de tumores para encapsular colonias de gérmenes, causando más daño a las paredes arteriales.

El sistema inmunitario también repara las lesiones en el revestimiento de los vasos con placas calcificadas para evitar fugas que pongan en peligro la vida, y reacciona ante la degeneración arterial de la misma manera que lo hace ante las lesiones corporales provocadas por accidentes — activando el flujo de sangre al área que inflama las paredes de las arterias. Tales pasos evitan la mortalidad de forma inevitable pero crean el escenario para un ataque al corazón. Todo lo que se necesita para esto es la creación de un coágulo de sangreque impida el suministro de sangre al cuello. Esto ocurrirá cuando una placa calcificada caiga en la superficie del vaso.

Náuseas, sensación de ahogo, mareos y desmayos, opresión en la garganta o molestias en la zona del corazón o el brazo izquierdo seguidas de sensaciones de miedo son los signos más frecuentes de un infarto. Sin embargo, si un dolor de pecho ocurre simultáneamente con manos y pies fríos, y falta de aire, generalmente es un síntoma de indigestión.

Capítulo Tres

Capítulo 9: Lograr un pH Balanceado para Tratar Dolencias Específicas

ENFERMEDADES DIGESTIVAS

En condiciones ideales, los desechos ácidos no son más que el subproducto de todos los procesos físicos y químicos que ocurren en el cuerpo. Dichos desechos ácidos se neutralizan y eliminan fácilmente a través del sudor, la orina y las heces. Pero cuando hay, además de estos desechos ácidos que ocurren naturalmente en el cuerpo, desechos ácidos de la descomposición de los alimentos no digeridos, el cuerpo no puede eliminarlos por completo. En esta situación, los residuos ácidos ocasionan problemas de salud. El primero en aparecer suele ser la indigestión ácida, más particularmente, el reflujo ácido.

Reflujo Ácido

El reflujo ácido, acompañado de dolor en garganta y brazos, ocurre cuando la secreción ácida de los alimentos no digeridos pasa a través del esófago (garganta) desde el estómago. A diferencia de los pulmones, no hay una capa mucosa densa en el esófago para protegerlo de los "cristales de ácido" contaminantes. Si el reflujo ácido es persistente, permite que los tejidos del esófago se hinchen y se enrojezcan. Esto puede contribuir al deterioro del esófago y, en consecuencia, al cáncer.

Las altas tasas de desechos ácidos en el estómago pueden causar problemas gástricos como estómago espástico, úlceras duodenales e inflamación de los intestinos. (El duodeno, la parte superior del intestino delgado, está conectado con la parte inferior del estómago).

Conocer los indicios de la indigestión ácida pueden ser un salvavidas, ya que estos indican que los desechos ácidos en el tracto digestivo exceden las cantidades dañinas y, por lo tanto, se acumulan. en ciertas zonas del cuerpo.

Tarde o temprano, el exceso de desechos ácidos da lugar a enfermedades degenerativas. Muchas personas, sin embargo, desarrollan una enfermedad debilitante sin mostrar ningún síntoma de indigestión ácida; sin síntomas gástricos, no ven el vínculo entre la mala digestión y las enfermedades en los sistemas de órganos fuera del tracto digestivo.

Para quienes padecen reflujo ácido, gastritis (inflamación del estómago), diarrea, hinchazón, cálculos biliares y úlceras, donde la comida es un culpable aparente, les resulta imposible entender que los productos que inducen síntomas intestinales a menudo destruirán órganos que no son parte del sistema digestivo. . Sin embargo, cualquier malestar e incomodidad en el cuerpo que no sea consecuencia de daño físico o predisposición hereditaria es causado por desechos ácidos nutricionales poco saludables y/o deficientes en nutrientes.

Desafortunadamente para sus pacientes, los médicos convencionales tratan los efectos de la enfermedad como indicadores de enfermedad más que como respuestas a alimentos metabólicamente insanos. Mary sobrevivió a esta estrategia. Hace seis años, regresaba a su casa después de una boda, su pulso comenzó a latir con fuerza, sus manos temblaban y tuvo una convulsión minutos después. Dado que las pruebas resultaron inexactas, el médico creyó que sólo tenía gripe.

Pero en lugar de superar la "gripe", desarrolló ataques de escalofríos, sintió una presión tremenda en la cabeza y apenas podía sostenerse en pie.

Luego de tener siete convulsiones en una semana, el médico realizó pruebas más exhaustivas. Un EEG (electroencefalograma), realizado mientras dormía, mostró que sus ondas cerebrales estaban fuera de serie: 1:2 es normal; las de ella habían caido a 1:600. Un análisis de sangre reveló que tenía una insuficiencia suprarrenal y que sus anticuerpos estaban tan elevados que eran un fuerte indicio de un trastorno autoinmune. El médico sospechó lupus.

Mary ya estaba tomando anticonvulsivos y ahora le indicaron tomar prednisona, una hormona esteroide y someterse a quimioterapia con citotoxinas . Decidió que estos medicamentos eran el viaje que rompía el cántaro, en este caso su salud, así que tomó el asunto en sus propias manos y acudió a un médico naturópata. Lo primero que hizo el naturópata fue hacer una prueba de alergias.

Las pruebas indicaron que Mary era alérgica al trigo, el azúcar, los lácteos, la cafeína, el alcohol, las bananas y las papas. Siguió una dieta libre de alérgenos y en pocos días sus síntomas desaparecieron. Recuperó su sensación de bienestar, alerta y capacidad de concentración dos o tres semanas después. La pesadilla había terminado. Pensando en su enfermedad, lo que más la asusta es el hecho de que, a pesar de lo enferma que estaba, no tenía síntomas de indigestión debido a sus alergias alimentarias y, por lo tanto, no tenía idea de por qué estaba tan enferma. La experiencia de Mary muestra que el papel de la dieta en el inicio de una enfermedad debe ser la primera consideración, incluso si no existen síntomas de indigestión.

Una mezcla de partículas ácidas (protones con carga positiva) y partículas alcalinas (electrones con carga negativa) constituyen el marco básico de los elementos — principalmente carbono, nitrógeno, oxígeno e hidrógeno — a partir de los cuales se crean todos los tejidos del cuerpo. (Los neutrones en el núcleo de los átomos no tienen carga.) Si una sustancia contiene más electrones que protones, tiene carga negativa (iones hidroxilo, OH-), y si contiene más protones que electrones, tiene carga positiva (iones de hidrógeno, H+). Esto me hizo caer en cuenta de todas las implicaciones de tener indigestión ácida. Si causara un desequilibrio en las proporciones ácido-alcalinas de la sangre y otros fluidos del cuerpo, cualquiera o todos mis sistemas orgánicos podrían funcionar mal y deteriorarse.

Capítulo 10: La Verdadera Causa del Reflujo Ácido

Los médicos han tratado de curar el reflujo ácido a través de cirugías, reparando la válvula entre el estómago y el esófago para evitar que se abra y permita que los ácidos del estómago regresen al esófago. Dado que los resultados de esta operación han sido decepcionantes, debe existir otra explicación para el reflujo ácido. Lo más probable es que las moléculas de gases residuales ácidos en el estómago abran la válvula que cierra al estómago del esófago provocando un espasmo . (Esta válvula debe permanecer cerrada excepto al comer). Los desechos ácidos fluyen a través de esta abertura, lo que inflama el esófago. La inflamación crónica desgasta los tejidos del esófago.

La digestión eficiente depende de las acciones alternas de los jugos digestivos ácidos y alcalinos. La ptialina, enzima alcalina, en la boca descompone el almidón; el ácido clorhídrico y los ácidos gástricos, como la pepsina, descomponen las proteínas en el estómago; en el intestino delgado, las enzimas pancreáticas alcalinas completan la digestión de las proteínas y la bilis alcalina emulsiona las grasas y los aceites. El reflujo ácido puede interrumpir esta secuencia ácido-alcalina al cambiar el factor de pH en el estómago y el intestino delgado.

Cómo sucede esto se revela por los contenidos típicos del estómago que a veces vomitan los que sufren de acidez estomacal en un esfuerzo por deshacerse de la sensación de ardor en la garganta y el pecho. Después de que se expulsa un líquido muy ácido, a menudo sigue la bilis formadora de alcalinos, lo que indica que la bilis ha fluido desde el intestino delgado hacia el estómago, donde no pertenece. Esto ocurre cuando se abre la válvula pilórica entre el estómago y el intestino delgado, probablemente porque los desechos ácidos hacen que los músculos de la válvula se relajen. La bilis alcalina en el estómago alcaliniza los jugos gástricos ácidos, lo que interfiere con la descomposición de las proteínas en el estómago. Como resultado, no solo la proteína no digerida se convierte en un desecho ácido, sino que también se rompe el balance alterno ácido-alcalino en el tracto digestivo.

Suministros Mucilágenos de Gelatina

La okra (quimbombó) en polvo y el jugo de remolacha eran coloides hidrofílicos efectivos (sustancias pegajosas que tienen afinidad por el agua), pero creían que la sustancia musilágena más práctica y efectiva era la gelatina que se tomaba con cada comida, ya sea rociada sobre la comida o añadida a un líquido. Para una persona con gastritis relacionada con el alcohol, la gelatina con su enorme contenido de mucílago es a menudo el único remedio que contrarrestará el efecto corrosivo del alcohol en el revestimiento del estómago y el intestino delgado.

Además, la gelatina también tiene un gran valor nutritivo, lo que es un beneficio adicional para los alcohólicos que han perdido el interés por la comida. Edgar Cayce en una de sus lecturas afirma que la gelatina ayuda en la absorción de vitaminas y minerales. Dado que el calcio en la gelatina (el 45 por ciento de la gelatina consiste en calcio) se deriva de los huesos de pollo y esta es la forma más fácil de asimilar de ese mineral.

Úlceras

Mi madre fue alimentada con leche de vaca cuando era bebé y continuó consumiéndola hasta que, a la edad de cinco años, una erupción crónica en su cara y brazos fue diagnosticada como una reacción alérgica a la leche. Sospecho que los ataques de vesícula biliar que comenzó a tener cuando tenía poco más de treinta años fueron causados por el mismo desequilibrio químico y/o del sistema inmunológico que había causado su alergia a la leche cuando era niña.

Ella aliviaba los dolores de la vesícula biliar, provocados por cálculos biliares, con una bolsa de agua caliente y las náuseas que acompañaban a estos ataques con un brebaje alcalino a base de menta, alcohol de amoníaco y bicarbonato de sodio en agua. Un cirujano, un amigo de la familia, la convenció de que le extirparan la vesícula biliar asegurándole que, como la única función de la vesícula biliar era almacenar bilis, ésta era prescindible.

(De hecho, cuando se extirpa la vesícula biliar, el hígado interpreta este acto como una señal de que la bilis ya no es necesaria para digerir las grasas, por lo que reduce su producción de bilis). Después de extirpar la vesícula biliar, el cirujano realizó una cirugía exploratoria y descubrió , para su horror, que cada centímetro del revestimiento de su estómago y duodeno (la parte superior del intestino delgado) estaba cubierto de úlceras. Le dijo a mi madre después de la operación que lamentaba haberle sacado la vesícula biliar — a pesar del dolor que le seguiría dando la vesícula intacta — porque la dieta para las úlceras (en ese momento) enfatizaba la leche, la mantequilla y la crema. Estos productos lácteos solo se pueden digerir con la ayuda de la gran cantidad de bilis que se puede almacenar en la vesícula biliar, por lo que sin su vesícula biliar mi madre no tendría suficiente bilis para descomponer la grasa de la mantequilla y la crema. Y sin esta grasa sus úlceras no sanarían — o eso pensaba la profesión médica en ese momento. El resultado fue que sus ataques de vesícula biliar empeoraron y sus úlceras se convirtieron en elementos aparentemente permanentes en su estómago y duodeno.

Capítulo 11: Los Efectos Curativos del Jugo de Repollo Crudo

Cuando mi madre ya tenía más de ochenta años, por fin accedió a probar un tratamiento natural para sus úlceras y ataques de vesícula biliar — jugo de repollo crudo. De mala gana, comenzó a beber dos pintas al día, a veces agregando zanahorias. En solo dos semanas comenzó a tener menos molestias estomacales. Dos meses después dejó de tenerlos por completo.

La efectividad del repollo crudo en la curación de las úlceras — así como en la eliminación de los cálculos biliares — demuestra que los alimentos con más minerales ácidificantes que alcalinizantes, a pesar de que se afirme lo contrario, pueden curar el cuerpo. El repollo crudo limpia el exceso de ácidos del estómago, lo que permite el cierre de las úlceras y que la regeneración de la mucosa estomacal. La acción benéfica de un alimento como el repollo sobre la indigestión ácida — a pesar de los acidificantes cloro, fósforo y azufre — es evidencia de que los alimentos ricos en minerales ácidos no causan la enfermedad degenerativa; por el contrario, tienen un gran valor curativo.

El Papel Preventivo de los Cereales Integrales

Muchos estudios demuestran que los cereales integrales son un remedio eficaz para el estómago ulcerado. Donde el trigo sin refinar es el alimento básico, por ejemplo, en el norte de India y China y partes de África, las úlceras son raras. Por otro lado, en Japón, donde el arroz blanco ha reemplazado al arroz integral tradicional como alimento básico, las úlceras pépticas, que antes eran casi desconocidas, se han vuelto comunes.

Nadie sabe con exactitud qué hace la fibra para curar las úlceras. Una teoría es que reduce las enzimas gástricas, que según los médicos es la causa del reflujo ácido y las úlceras. Si este fuera el caso, comer alimentos ricos en fibra empeoraría las úlceras, ya que se necesitan muchas enzimas gástricas para descomponer la fibra en el grano.

La teoría de que la fibra endurece el revestimiento del estómago tiene más mérito, ya que la textura áspera de la fibra actúa como una escoba, barriendo los desechos ácidos irritantes alojados en el revestimiento del estómago. Sin embargo, el hecho de que las úlceras se hayan disparado en todo el mundo desde 1900, junto con el aumento de las enfermedades coronarias, cuando se generalizó la eliminación de la cáscara que cubre el grano, sugiere que algunos de los beneficios de la fibra provienen de los nutrientes que alberga. particularmente las vitaminas E y B, además de que mueve los desechos a lo largo del tracto intestinal.

Debido a que los carnívoros (parasimpáticos dominantes) no digieren bien los cereales, tienen que satisfacer la mayoría de sus necesidades de fibra con frutas y verduras crudas, que no tienen la misma cantidad de vitaminas B y E que tienen los cereales. Esto hace que la los complejos de alimentos integrales ricos en vitamina E y un suplemento múltiple B, sean una necesidad para las personas con un metabolismo carnívoro que sufren de indigestión ácida y úlceras.

El Mucílago en Plátanos, Bananas y Jugo de Repollo

Las bananas y los plátanos — especialmente los plátanos verdes — y el jugo de repollo crudo curan las úlceras al espesar la mucosa estomacal. El Dr. Ralph Best, farmacéutico británico de la Universidad de Aston en Birmingham, observó un engrosamiento de la pared del estómago en autopsias de animales alimentados con polvo de plátano. El Dr. Garnett Cheney, investigador de la Universidad de Stanford, escribió en el Journal of the American Dietetic Association en 1950 sobre su tratamiento de jugo de repollo en veintiséis pacientes con úlceras, veinticuatro de los cuales se recuperaron por completo en tres o cuatro semanas.

De diecinueve pacientes del grupo tratado con medicamentos convencionales, solo seis se recuperaron. Muchas investigaciones independientes confirmaron la investigación y que las úlceras estomacales desaparecieron en el 85 por ciento de los 500 sujetos de estos estudios.

Vermel cree que la vitamina U, de la que no se sabe nada, proporciona un nutriente necesario para la formación de mucosidad. Yo diría, más bien, que el factor en los plátanos y el repollo que reconstruye el revestimiento mucoso del estómago es el ácido hialurónico , la sustancia en el mucílago que le da su textura resbaladiza y pegajosa.